CONSIDÉRATIONS

SUR LES

MALADIES

CONTAGIEUSES.

CONSIDÉRATIONS

SUR LES

MALADIES CONTAGIEUSES,

OU

MÉMOIRE

SUR

LES MOYENS DE SE PRÉSERVER

DE CES MALADIES.

Par ***.

Principiis obsta,
Sero medicina paratur.

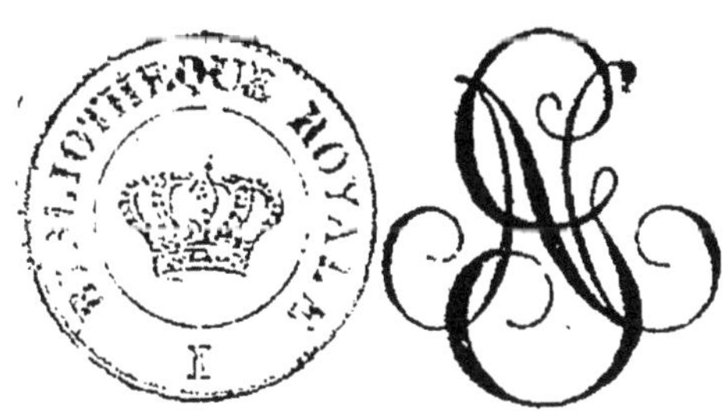

SAINT-AMAND,

IMPRIMERIE ET LIBRAIRIE DE GILLE,

BOURGES, chez Mlle RICHOU, libraire.

1838.

AVERTISSEMENT.

C'est au hazard que nous devons d'avoir découvert le manuscrit de l'ouvrage que nous publions sur les *Epizooties*. Enfoui au fond d'une ancienne bibliothèque, il ne paraissait pas destiné à recevoir encore de long-temps le jour, sans une circonstance qui le fit tomber entre nos mains. Ces *Considérations* ont été lues avec soin ; elles nous ont paru dignes de l'impression, et c'est à cet effet que nous avons aussi voulu avoir l'avis de personnes éclairées, et surtout des médecins qui nous ont encouragés dans notre dessein de publier cet ouvrage.

Après ces assentimens honorables nous avons donc dû livrer au public les *recherches sur la cause des maladies contagieuses et sur les moyens de s'en prémunir.*

Les passages de cet ouvrage qui ont paru susceptibles de controverse ont été annotés. C'est surtout le Chap. VI. *Causes morales des maladies contagieuses* qui a demandé le plus d'éclaircissemens.

L'auteur à l'époque où il écrivait n'émettait probablement que des vœux, entrevoyant sans doute le gouvernement représentatif comme une panacée universelle. Il rapportait aussi les causes de toutes les contagions aux formes gouvernementales d'avant la révolution de 89, il demandait que le peuple fût instruit de ses droits et qu'ils les connût ; c'était la souveraineté sollicitée sous une humble requête : alors pensait-il qu'il n'y aurait plus de maladies contagieuses et même d'épizooties. Les résultats n'ont pas confirmé cette prévision ; nous ne craignons pas de dire d'après la bonne foi avec la quelle écrit l'auteur, que s'il avait assisté au drame qui a doté le peuple des droits et de l'instruction qu'il lui souhaitait, il n'eut pour deux raisons changé d'opinion. La première, parce que ces droits qui sont sans forces et pûrement nominaux, ont été obtenus au prix de trop grands sacrifices; la seconde parce qu'ils n'ont pas arrêtés les progrès des maladies contagieuses.

Dans les autres chapitres, l'auteur traite *des maladies contagieuses* sous leurs rapports avec l'hygiène; les acides sont la base de ses moyens préservatifs.

Nous pensons que cet ouvrage qui n'a qu'un défaut, celui d'être trop court, rendra service à la société. Quoique bien antérieur à notre époque, on y trouve des tableaux qu'on dirait peint de nos jours; sous ce rapport il ne peut manquer d'être intéressant.

Comme la plupart des ouvrages de sciences, celui-ci a plus sacrifié au raisonnement et aux moyens qu'au style. Nous aurions été fâché d'enlever à *ces considérations* leur style simple pour le revêtir de formes plus élégantes; tout le monde connaît la parole si judicieuse de Buffon. Il faut donc que chaque auteur pour être apprécié soit reproduit dans son véritable état. *Aux petits maîtres les brillantes parures, au savant l'habit grave et modeste*; chacun est bien quand il se tient dans son rôle, dans son aptitude.

Nous nous sommes bornés à insérer des notes pour rectifier quelques passages qui ne sont pas en harmonie avec notre époque ou que l'expérience a démentis, là devait s'arrêter notre tâche, aussi ne l'avons nous pas étendue davantage.

CONSIDÉRATIONS

SUR LES

MALADIES CONTAGIEUSES.

Principiis obsta,
Sero medicina paratur.

CHAPITRE Ier.

Réflexions préliminaires.

Quand verrons-nous les instituteurs des nations essentiellement occupés à préserver les hommes de toute infirmité physique et morale en les instruisant des vrais moyens de conserver leur santé et de se rendre heureux ?

1

Si l'on ne connaissait pas les causes du malheur du monde, comment ne le croirait on pas voué à la faiblesse, à l'ignorance, à l'erreur éternelle, lorsqu'on voit se multiplier, se perpétuer tant d'abus, tant d'institutions nuisibles à la conservation physique et morale de l'homme, tandis que les sciences et les arts les plus utiles sont encore au berceau ?

Lorsqu'on voit cette multitude d'établissemens plus nuisibles qu'utiles pour l'éducation morale, tandis qu'il n'en est aucun pour l'éducation physique (1).

____

(1) On comprend difficilement cette sortie de l'auteur contre l'éducation morale. Les établissemens où la jeunesse récueille la connaissance du beau, ne sont point ou ne peuvent pas être nuisibles. Il peut y avoir des vices, mais alors le défaut est dans la forme et le fond reste toujours intact. L'expérience a démontré l'utilité et

Lorsqu'on voit cette autre multitude d'infirmeries, où les maladies se compliquent, se multiplient et deviennent

---

l'importance de ces établissemens. A l'époque où écrivait l'auteur, l'éducation était pour le moins aussi bien soignée qu'aujourd'hui, je crois qu'on peut affirmer même que les jeunes gens sortant de ces anciens établissemens apportaient toujours dans le monde le sentiment de leur dignité et le respect de leur position, ce qu'on ne rencontre pas toujours dans la société actuelle. S'il faut considérer l'instruction ancienne elle était sans contredit plus forte et plus vraie que la nôtre. Il ne faut pour s'en convaincre que comparer nos écrivains à ceux des seizième, dix-septième et dix-huitième siècles, opposez Châteaubriand à Fénelon ; Lamartine à J.-B. Rousseau. Lamennais avec un véritable talent égale-t-il J.-J. Rousseau ? P. L. Courrier a-t-il effacé Voltaire ? les sciences et la tribune sont supérieurs. Et la chaire a-t-elle recouvré ses Bossuet, ses Bourdaloue, ses Massillon ?

incurables, tandis qu'il n'est aucun établissement pour en préserver. Lorsque l'on voit s'accréditer cette erreur si destructive qui consiste à multiplier sans cesse les germes de la maladie la plus terrible, sous le faux prétexte de garantir de sa malignité, et dont le vrai motif a toujours été l'avidité la plus cruelle.

Il y avait autre fois des médecins qui s'occupaient uniquement de cette partie de leur science qu'on nomme Hygiène, et dont l'objet est la conservation de la santé. Chacun les consultait sur le régime convenable à son tempérament, à son état, parce qu'alors plus éclairés sur leurs intérêts, les hommes pensaient qu'il était moins dispendieux et plus facile de se préserver de la maladie que de la guérir, cela est et sera toujours vrai : mais pourquoi depuis long-temps paraissons-nous insensibles à cette vérité ? Ne serait-ce pas, parce que plus déformés par l'art, plus éloignés de la nature que nos ancêtres et plus surchargés qu'eux depuis l'instant de notre naissance jusqu'à notre virilité d'une multitude d'entraves physiques et morales, arrivés enfin à cet âge où l'on nous abandonne à nous mêmes, nous repoussons tout ce qui nous semble pouvoir continuer cet esclavage dont on a tellement excédé notre corps et notre esprit qu'on serait tenté de croire qu'on a voulu s'assurer de notre délire, de tous les abus de notre liberté, de tous les excès de nos passions naissantes. Le petit nombre de ceux qui, parvenus à cette époque la plus intéressante de la vie, ont conservé assez d'énergie pour en éviter les dangers, éprouvent bientôt

I.

le double besoin et d'oublier presque
tout ce qu'ils ont appris, et de se donner une nouvelle éducation, parce qu'on
a négligé de nous instruire de ce qui
nous est le plus nécessaire.

Occupé toute ma vie, de l'étude de
l'art de former les hommes et de les
rendre heureux, combien n'ai-je pas eu
d'occasions de me pénétrer de cette
triste vérité, que presque toutes les
institutions humaines sont contraires
aux lois de la nature et tendent à la dégénération et à la destruction des hommes et des animaux domestiques (1).

Frappé de la fréquence des épidémies
populaires et militaires, et des épizooties;

---

(1) Qu'entend-on par *lois de la nature ?*.....
La philosophie du XVIIIe siècle s'est long-temps

convaincu de l'insuffisance des moyens curatifs et des inconvéniens des hôpitaux civils et militaires, j'ai toujours désiré qu'on s'occupât préférablement de

---

nourrie de ce texte. Elle a long-temps combattue en faveur des *lois de la nature* sans jamais les définir, les démontrer; sans jamais enfin donner le code de la nature. Je crois qu'à part les fonctions purement humaines, la nature n'a plus de lois, plus de règles du moins quant à l'humanité : elle est bizarre et capricieuse; elle donne ou prive au hazard. Ce serait sur cette nature si changeante qu'on voudrait régler les lois sociales ! Ce serait alors une source constante de révolutions : il suffirait d'un changement athmosphérique pour mettre les sociétés en péril. Toujours les institutions humaines seront contraires à ce qu'on appelle *les lois de la nature* parce que cette nature n'est pas la même partout. Il faut d'autres institutions pour régir un habitant de KANTON que pour gouverner un citoyen de HAMBOURG. Ce sont ces institutions comparées qui choquent,

la médecine préservative, et cela m'a fait faire beaucoup de recherches.

J'ai consulté l'histoire médicinale et militaire des anciens et la nôtre. J'ai vu que les armées romaines n'avaient point d'hôpitaux et faisaient un usage journalier d'acides pour se préserver des maladies putrides dans leurs courses étonnantes par la longueur, la durée, et par la pésanteur des armes et bagages que portaient les soldats.

J'ai consulté les meilleures ouvrages d'économie animale, d'hygiène, et les

____

parce qu'on n'a pas l'habitude de considérer avant tout le climat et le sol. Si cependant on examinait chaque institution dans ses rapports avec le pays qu'elle conduit, on verrait qu'elle n'est pas aussi contraire aux *lois de la nature* qu'on veut bien le dire.

meilleurs mémoires sur les épidémies et les épizooties; j'ai vu que les maladies putrides y sont connues pour les plus communes et les plus contagieuses, et que l'on y conseille l'usage des acides comme préservatifs et curatifs de la putridité.

D'après ces lectures j'ai suivi, j'ai observé quelques maladies de ce genre sur des hommes et sur des animaux; tout cela m'a fait faire des réflexions sur l'origine, les causes et les effets des maladies contagieuses, et sur les précautions à prendre pour conserver la santé des hommes et des animaux domestiques, pour préserver des maladies putrides les troupes de terre et de mer, les colonies, quantité de gens d'arts et de métiers utiles, et particulièrement les cultivateurs, cette classe de citoyens la plus laborieuse, la plus nécessaire, la plus pauvre, et la plus dénuée de secours lorsqu'elle est désolée par la contagion.

Puissent ces réflexions fixer l'attention des véritables hommes d'état sur un objet si essentiel et si négligé.

Ce qui me tourmente le plus en projettant quelques réformes en faveur de l'éducation et de la conservation des hommes, c'est le désespoir de réussir, parceque les gouvernemens croyent avoir tout fait à cet égard en instituant des écoles et des hôpitaux qui ne sont pourtant aux yeux du sage que la boîte de Pandore : mais les vrais principes du bonheur social sont connus d'un petit nombre d'hommes, et peut-être mes *Considérations* tomberontelles dans les mains de quelques uns de ceux qui se trouvent dans une circonstance favorable pour les rendre utiles, c'est ce que je désire, et ce qui m'encourage.

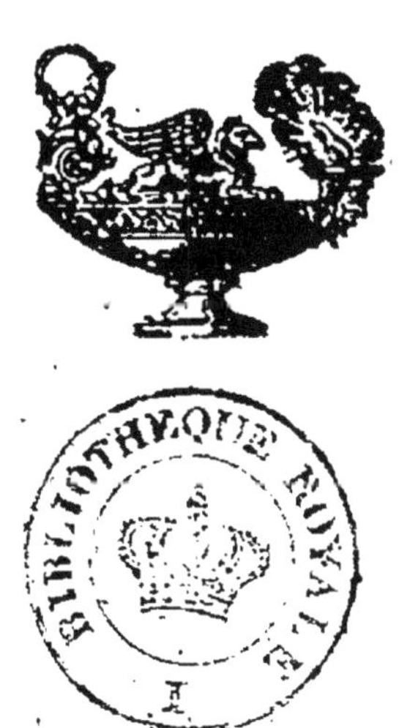

CHAPITRE II.

*Origine des Épizooties et de beaucoup
d'Épidémies.*

PLINE le naturaliste et d'autres qui depuis ont écrit sur l'origine des épizooties et des épidémies ont remarqué que relativement à la France et à l'Italie ces contagions venaient toutes du côté de l'Orient.

Depuis on a remarqué qu'elles viennent de la Hongrie qui, de l'aveu général, est en effet le pays d'Europe qui contient les eaux les plus malsaines, car à l'exception de celles du Danube, on ne peut pas boire les eaux de la Drave, de la Teisse, de la Saave, du Maros, du Raab, du Vaag, du Gaave, de la Zarvise etc. Parce qu'elles sont chargées de sels métalliques, qu'elles entrainent en lavant dans leurs cours quantité de mines de cuivre, de plomb, de mercure ou d'arsenic, et quelles déposent sur les marais et les prairies quelles arrosent et quelles infectent (1).

Pendant plusieurs siècles l'Italie a été fréquemment désolée par les maladies pestilentielles des bœufs qu'elle

____

(1) Bientôt les rapports avec la Hongrie n'offriront plus ces dangers. On dessèche ses marais; l'agriculture s'est améliorée. Quelques changemens dans les lois civiles, et cet ancien royaume ne peut manquer de prendre une position très remarquable; il est fâcheux qu'avec des élémens

2

achetait dans la Hongrie et la Dalmatie et par les épidémies qu'occasionnait la nourriture de ces animaux malades, quelle fût enfin obligée de renoncer à ce commerce avec ces provinces; et depuis quelle s'approvisionne dans la Suisse et la Carinthie, elle n'est plus exposée aux contagions; mais les Pays-Bas et la Hollande qui l'ont remplacée dans ce commerce avec les Hongrois ont éprouvé et éprouvent les mêmes dangers. Aussi depuis cette époque remarque-t-on en France que ce n'est

de prospérité aussi abondans, une restauration n'ait pas déjà été opérée. Un canal établi entre le Theis et le Danube, à Pesth, établirait un moyen de transport facile, économique et prompt pour les denrées et les richesses minérales de toutes espèces dont ce pays si mal compris abonde.

plus du côté de l'Italie que nous viennent les épizooties, mais toujours du côté du nord et particulièrement de la Hollande qui est plus exposée à ce fléau que les autres pays par le commerce immense qu'elle fait en bœufs et en cuirs verds et secs avec le reste de l'Europe.

Ainsi la Hongrie et la Hollande sont les principaux foyers d'où partent continuellement les contagions qui se propagent des animaux aux hommes et qui ravagent alternativement et souvent tout à la fois la France, l'Angleterre, l'Allemagne, etc.

Il serait donc de la sagesse de ces états de suivre l'exemple de l'Italie, jusqu'à ce que les marais de la Hongrie soient entièrement desséchés de ne point

acheter les bœufs de cette province ni ceux de la Hollande, ou au
moins de leur faire observer une stricte
quarantaine en prenant les précautions
nécessaires pour s'assurer de leur état
avant d'en permettre l'entrée.

Il serait également de la prudence de
ces états de veiller à ce que les cuirs,
laines et crins venant du nord soient
assujettis aux mêmes précautions, parcequ'il arrive très fréquemment des maladies pestilentielles dans les grandes
villes par ces objets de commerce.

D'ailleurs il y a une multitude d'exemples qui prouvent (1) que le sang des

____

(1) Il est prouvé qu'en 1711, un bœuf amené

bœufs s'echauffe et se putréfie dans leurs marches, sur-tout lorsqu'ils viennent de lieux éloignés et suspects, ou qu'ils sont surmenés.

Il y a encore beaucoup de faits qui constatent que l'usage du laitage et de la chair des animaux malades donnent les mêmes maladies.

On ne saurait donc veiller avec trop de

---

de Hongrie et abandonné pour cause de maladie dans le territoire de Padoue, causa la perte de plus de 1,500,000 boeufs en Europe en moins de 10 ans. Une vache amenée de Flandre en Picardie en a fait périr plus de 6,000. Une autre plus de 5,000 en Artois, et l'épizootie de 1745 a fait périr plus de 3,000,000 de bœufs en moins de 10 ans.

2.

soin à des abus qui détruisent les hommes et les animaux les plus utiles. *Principiis obsta.*

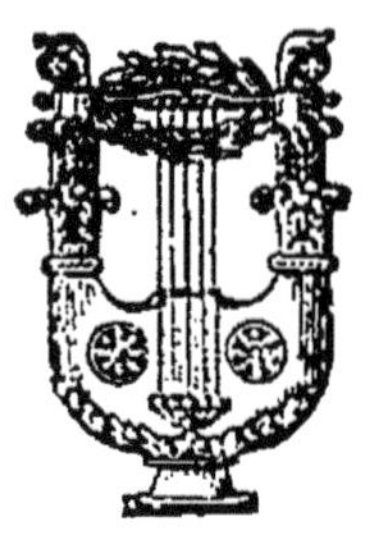

CHAPITRE III.

*Caractères essentiels des maladies pu-
trides.*

PLUSIEURS médecins célèbres ont di-
visé les maladies en deux classes princi-
pales, les séreuses et les inflammatoires.

Ils donnent pour caractères généraux
aux maladies séreuses la surabondance
des fluides, le relachement des solides
et l'altération de l'acide des sucs digestifs; et aux maladies inflammatoires l'excès des chaleurs, la trop grande ten-
sion des solides et l'altération alkaline.

Ils disent que le ramollissement des os est le plus grand effet de l'altération acide, et que la putréfaction est le plus grand effet de l'altération alkaline.

Ils disent aussi que les maladies séreuses deviennent souvent chroniques, qu'elles peuvent durer toute la vie et quelles sont difficiles à guérir, au lieu que les maladies inflammatoires se guérissent ou tuent plus promptement. Enfin ils disent que ces dernières sont plus communes parceque les causes et les effets en sont plus multipliés.

Il résulte de là deux principes, que le feu et l'eau sont les deux agens généraux et essentiels du bien et du mal physique, selon leurs différentes combinaisons dans les animaux et les végétaux avec les acides et les alkalis.

Il résulte aussi de ces principes qu'il n'y a qu'une cause matérielle des maladies putrides, malignes, épidémiques et épizootiques, c'est l'alkalescence des sucs digestifs; que le moyen essentiellement préservatif de ces maladies est de conserver l'acide aux sucs digestifs, et que le principal moyen curatif est de le leur restituer lorsqu'ils en sont dépouillés, pour leur rendre le degré de fluidité convenable, et voici comme on le démontre.

Dans les hommes et dans les animaux morts de maladies putrides, on trouve toujours dans les intestins des traces d'inflammation, de putridité et de gangrène; tous les sucs digestifs altérés; la vésicule du fiel extrémement gonflée, distendue, toujours remplie d'une grande quantité de bile noirâtre, inflammable, caustique et dénaturée au point de faire effervescence avec les acides; on y trouve des calculs ronds de la grosseur d'un œuf de pigeon, mais moins durs que ceux qu'on trouve chez les hommes, et qui sont formés de plusieurs couches indissolubles dans le vinaigre et dans l'esprit de vin, prenant feu à la flamme d'une bougie.

Ces faits et plusieurs autres prouvent évidemment que le principal foyer de cette maladie est dans l'estomac et dans les intestins, et que les sucs digestifs sont les premiers attaqués.

On admet six sucs digestifs; savoir, la morve, la salive, le suc stomacal, le suc intestinal, le suc pancréatique et la bile.

Dans les maladies putrides la matière

du nez et la salive sont épaissies, il s'en s'épare si peu qu'il n'en coule presque point dans l'estomach; il en est probablement de même des sucs stomacal, intestinal et pancréatique, puisqu'ils sont également fournis par des glandes. La bile est pareillement en stagnation et en décomposition dans la vésicule du fiel, puis qu'elle y est épaissie au lieu d'être fluide, quelle y forme des calculs, et quelle est alkalescente au point de faire effervescence avec les acides.

La salive épaisse, écumeuse acquiert de la fluidité par une diète végétale de quelques jours, et c'est l'effet de l'acide des végétaux.

La salive trop fluide et trop abondante s'épaissit, devient écumeuse et moins

abondante par une diète animale de quelques jours, surtout avec des viandes
noires, c'est aussi l'effet de l'alkali des
animaux.

Dans l'état de santé les sucs digestifs
ne font point effervescence ni avec les
acides ni avec les alkalis.

Dans les maladies putrides ces sucs
s'épaisissent, deviennent âcres, causti-
ques, alkalins et font effervescence avec
les-acides. D'où vient ce changement?

C'est que nos sucs digestifs sont des
sels neutres, ammoniacaux, plus ou
moins fluides et huileux, plus ou moins
composés d'un alkali volatil et d'un a-
cide soit végétal, soit animal, et de la
nature de celui qui entre dans la com-
position des alkalis volatils.

Dans l'état de santé ces sucs ne font point effervescence ni avec les acides ni avec les alkalis, parceque leur acide est de même nature que celui qui entre comme partie constituante dans les alkalis.

Dans l'état de maladie putride l'acide des sucs digestifs se dissipe, se perd, parcequ'il trouve dans le canal intestinal un degré de chaleur supérieur et des levains plus propres à le décomposer. Ces sucs perdent leur fluidité, s'altèrent, s'épaisissent, se putrifient et leur huile est dissoute par l'alkali de ces levains.

C'est pourquoi dans les fièvres putrides on donne la bierre et le vin chargé de quinquina, parceque ces liqueurs contiennent une grande quantité d'air

3

fixe, ou d'acide, et sont par cette raison regardés comme les meilleurs antiputrides.

Voilà comme l'alkalescence des sucs digestifs est le caractère général et la cause matérielle des maladies putrides.

Voyons comme elles se communiquent.

CHAPITRE IV.

*Comment les maladies putrides se com-
muniquent.*

On qualifie les maladies putrides de contagieuses, et on les désigne par le seul mot de contagion, parcequ'elles se communiquent par le contact, et jamais par l'air libre qui ne peut se corrompre, car si l'air de l'atmosphère pouvait se corrompre, personne ne pourrait se préserver de la contagion, et tout être vivant qui le respirerait, périrait, ce qui ne s'est jamais vu.

Il n'y a d'air pestiféré que celui qui

est concentré dans des lieux infectes;
et il y a beaucoup de différence entre
les vapeurs que repandent les fosses
d'aisance, les tombeaux, les égouts, les
puits, les caves et autres lieux fermés,
et les vapeurs qui s'élèvent d'un corps
malade à l'air libre : on dit à l'air libre,
parcequ'il est certain que l'air d'une
chambre ou d'une écurie qui, faute de
courant, sérait chargé de miasmes putrides, serait si dangereux qu'en pareil
cas toute écorchure ou blessure san-
glante pourrait communiquer la maladie.

Les vapeurs alkalines et putrides
qu'exhale un corps malade et ses excrétions, étant dix fois plus légères que les
premières couches de l'air atmosphéri-
que, elles s'y élèvent, et l'air bien loin
d'en être corrompu est au contraire cor-

rigé par la privation de l'acide dont il surabonde : mais lorsque ces alkalis sont privés de cette liberté, lorsqu'ils sont concentrés dans des lieux clos, alors l'air de ces lieux perd sa fluidité, son élasticité; il se charge de gaz, de miasmes putrides, et s'il est respiré dans cet état, il suffoque; il faut alors avoir recours promptement aux acides pour le neutraliser, et pour se préserver de la contagion ou de la mort.

C'est la certitude de la salubrité de l'air fortement agité qui a fait imaginer les ventilateurs dont l'usage est très salutaire par tout où les vapeurs méphitiques et putridés peuvent avoir lieu.

Mais, dit-on comment la contagion se gagne-t-elle dans les hôpitaux, les infirmeries, les chambres des malades, les
3.

étables et les écuries, lorsque la maladie a cessé, lorsqu'il n y a plus de malades, et qu'on a mis les lieux à l'air
libre ?

La contagion se gagne alors comme
pendant la maladie toujours par le contact des murailles, des meubles, des ustensiles, de tout ce que les malades ont
touché et de tout ce qui les a touché,
s'il n'a point été purifié. Parceque l'huile fétide, les miasmes putrides que ces
malades et leurs excrétions ont exhalées,
se sont attachées à tous les corps envi-
ronnants et touchant le malade.

C'est ainsi que dans les hôpitaux le
contact des murs et des murailles de bois
donne la gale etc.

C'est ainsi que dans les étables et les

écuries où il y a eu des maladies putrides, les murs, les auges, les crèches,
les cordes, les râteliers, les harnois, la
litière, etc. peuvent communiquer la
maladie.

. C'est ainsi qu'avec ce qui a touché un
malade de la petite vérole on peut porter cette maladie où elle n'est pas, et
c'est ainsi qu'on perpétue cette maladie
en en multipliant les germes par l'inoculation (1).

––––––––––

(1) La vaccine en arrêtant l'éruption du virus
variolique a-t-elle fait un plus grand bien? Je
suis loin de mépriser ou de repousser la vaccine,
mon opinion n'est point encore formée, mais il
serait peut-être à désirer que la médecine ex-
pliquât les causes de ces fréquentes et nombreuses
maladies des yeux, comme la myopie, et les
phtisies pulmonaires.

C'est ainsi qu'avec un morceau de la chair ou de la peau d'un animal mort de maladie contagieuse on peut infecter un pâturage, un abreuvoir, un chemin, et ensuite tous les animaux qui s'y présenteront.

Et c'est pourquoi l'on doit avoir grand soin de faire porter et non traîner ces cadavres au lieu où l'on veut les enterrer, et les enterrer assez profondement, pour les préserver de la voracité des animaux carnivores, après avoir tailladé leurs peaux pour les préserver aussi de l'avidité contagieuse des pauvres qui voudraient en tirer un bénéfice.

La contagion se gagne lorsqu'on se nourrit du laitage des animaux malades, ou de leur chair après leur mort. C'est ce que prouve le mémoire que fit im-

primer M. BERTIN, chirurgien à la Gua-
deloupe en 1774. Il contient les exa-
mens anatomiques de plusieurs Nègres
et Négresses qui pour avoir été nourris
d'animaux morts de maladies putrides,
ou pour avoir été employés sans précautions, à les soigner, et à l'ouverture
de leurs cadavres, ont gagné la même
maladie et en soat morts.

Enfin presque tous ceux qui ont é-
crit sur cette matière citent quantité
d'exemples semblables, ce qui prouve
que les épizooties peuvent produire des
épidémies par tous les moyens c'y de-
vant énoncés.

La contagion peut se produire aussi
par tout ce qui peut dépouiller les sucs
digestifs de leur acide, comme les alimens alkalescens. où presque épuisés

d'acide et de phlegme par une grande chaleur, et tels que les animaux les mangent pendant et après une grande sécheresse.

Plus les végétaux approchent de léur maturité, et les animaux de leur vieillesse, moins ils sont chargés d'acide et de phlegme. Ainsi l'herbe des prairies naturelles coupée lors de sa maturité est malsaine pour les bestiaux et pour les chevaux, et si l'on joint à l'inconvénient plus grand encore de contenir une multitude de plantes vénéneuses et une multitude d'œufs de divers insectes, on verra combien on a tort de ne pas préférer les prairies artificielles qui donnent un produit si avantageux en qualité et quantité, puisqu'elles peuvent se couper au degré de maturité convenable plusieurs fois avant et a-

près ces grandes chaleurs, ce qui est im-
praticable dans les prairies naturelles
parcequ'en quelque temps qu'on en fasse
la fauchaison les herbes s'en trouvent
à leur $1,^{re}$ $2,^e$ 3e pousse, les unes en
fleurs, d'autres en graine, d'autres en
pailles etc.

Aussi est-ce à l'usage de ces prairies
artificielles que les Anglais doivent la santé, la force de leurs bestiaux, de leurs
chevaux, et la supériorité de leurs
laines et de leurs cuirs (1).

---

(1) L'auteur a raison de recommander les
prairies artificielles, elles sont trop profitables
à l'agriculture pour être délaissées. Leur
usage est bon pour les bêtes bovines,
chevalines et de rentes, mais pour les ovines
(le mouton) je conteste leur influence, on

Lorsque la sécheresse arrive à la fin du printemps et au commencement

---

élève les moutons pour leurs produits annuels, pour leurs laines : c'est donc à l'amélioration de la toison que les efforts de l'éducateur doivent tendre. Je ne pense pas que les prairies artificielles repondent à ce but. Les prairies naturelles y sont plus propres. Selon les terrains que les moutons parcourent leur laine s'améliore ou se détériore. Ensuite le mouton ne choisit pas indistinctement sa nourriture, on le voit quétant ça et là au milieu des nombreuses touffes d'herbes la tige qui lui convient le mieux et qui flatte le plus sa sensualité. Le pourrait-il avec le trèfle ou la luzerne ? Il faut éviter encore d'aider à sa gloutonnerie.

Quant à la supériorité des laines anglaises elle n'est point aussi marquée que le prétend

de l'été, le grain de blé est petit, peu farineux et peu nourissant. Ses parties

---

l'auteur. De tous temps les laines de france ont eu une grande renommée et même en Angleterre où les habits de noces dans les grandes familles, devaient être de *laines de France.*

C'est contre les laines d'Espagne d'Allemagne et surtout les laines Électorales de Saxe que nous avons eu le plus à combatre. Mais par des croisemens bien entendus et bien suivis de la race Type de Naz nous sommes arrivés à rivaliser avec *les super electa* à 30 et 36 ondulations par pouce.

Sous ce rapport nous n'avons plus rien à envier à l'Allemagne, et nos troupeaux de Bourgogne et de Champagne disputent la priorité aux laines dites Estramadures et Sorianes.

4

glutineuses et son écorce sont proportionnellement plus considérables que ses
parties sucrées et amilacées qui sont les
seules nutritives. Ainsi c'est principalement pendant les années de grande sécheresse qu'il est de la dernière consé-
quence de proscrire l'usage du son, surtout celui de froment, dans le pain. La
facilité qu'il a de se putréfier et sa surabondance proportionnellement à la pe-
titesse du grain démontre que loin que
le son soit propre à rendre à nos sucs
digestifs l'acide que nous perdons sans

J'aurai toujours peine à croire que sous un
ciel brumeux et humide comme celui de
l'Angleterre on puisse parvenir à la per-
fection de la laine. Il peut y avoir quelques
troupeaux très remarquables, mais jamais en
assez grand nombre pour entrer en concurrence
avec les troupeaux de nos éducateurs français,

cesse par la transpiration, il augmente et favorise au contraire leur altération alcaline; et c'est d'après ces principes certains qu'il faut juger du prétendu mérite des moulins économiques qui réduisent le son en farine et qui n'en augmentent la quantité qu'aux d'épens de la qualité, etc. (1).

Voilà comme le zèle pour le bien, lorsqu'il n'est pas assez éclairé peut produire le mal; et voilà comment les maladies putrides se communiquent.

---

(1) Que dirait donc l'auteur s'il écrivait aujourd'hui où les moulins mécaniques se multiplient d'une manière étonnante sur tous les points de la France ?

Voyons maintenant quelles sont leurs autres causes physiques.

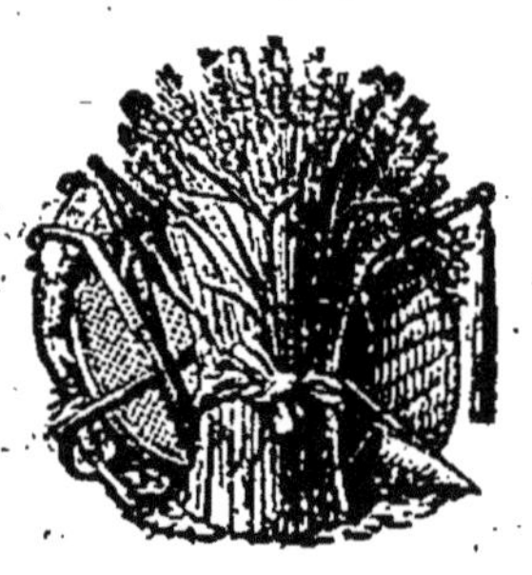

CHAPITRE V.

Causes physiques des maladies con-
tagieuses.

Les maladies contagieuses sont plus
fréquentes pour les hommes et pour les
animaux dans les années de grandes
pluies et dans celles de grandes sécheresses. Dans les années très humides il
se fait un relâchement considérable
dans tous les solides des corps; les végétaux se rouillent et se chargent d'eau.
Les eaux et sur tout les eaux stagnantes
se chargent d'une multitude d'insectes
4.

et de leurs œufs, et de là résulte la surabondance d'humeurs séreuses, le ramollissement, l'atonie des solides, les
maladies vermiculeuses, les coliques,
les hydatides ou vescies pleines d'eau,
l'hydropisie, la pourriture etc.

Les maladies putrides sont communes
dans les années de grandes sécheresses
parceque la grande chaleur corrompt les
eaux et sur tout celles qui ne coulent
point; elle dépouille les végétaux de
leur acide, elle désseche et épaissit les
sucs digestifs; elle cause une grande altération qui fait qu'on boit plus qu'on
ne mange; elle occasionne une forte
transpiration, une perte de sérosité qui
appauvrit le sang et le porte à l'alkalescence, à la putridité; et si les eaux et
les alimens sont alterés, quels progrés
fait cette alkalescence; de là les épi-

démies et les épizooties, sur tout dans les campagnes où le pauvre peuple et leurs animaux sont si mal nourris.

Le séjour des animaux dans les écuries basses, sans courant d'air, malpropres, remplies d'araignées, d'insectes, de fumier pourri, sont autant de moyens de putridité. Dans les étables et écuries infectes l'eau s'y corrompt en moins d'une demie heure, elle se couvre d'une pellicule grasse qui réfléchit les couleurs de l'arc-en-ciel, preuve certaine de la décomposition des vapeurs putrides.

Une autre cause très commune des épizooties est la marche forcée des bestiaux pendant une longue route, surtout pendant les saisons de chaleur, et avec cela une mauvaise nourriture plus sèche que verte, et trop peu pourvue d'acide, d'humidité et de substance nutritive pour les rafraîchir, les sustenter, et réparer tout ce que leur fait perdre une excessive transpiration (1).

On a déjà dit que les prairies naturelles ne contiennent guères que des poisons, et cela est si vrai que chaque printemps les bestiaux et les chevaux sont malades, parcequ'affamés d'herbes fraiches depuis trois mois, qu'ils sont enfermés et nourris au sec, ils devorent indistinctement tout ce qui se présente dans les prairies, où ils trouvent environ sept mauvaises plantes contre une bonne. C'est ce que j'ai prouvé dans

____

(1) *Voyez Chapitre* II.

mon memoire sur la nourriture des animaux domestiques (1).

On repete aussi que la plus part dés épidémies sont l'effet de la mauvaise nourriture. Il n'est que trop vrai que le peuple des villes et surtout celui des campagnes ne vivent que de mauvais pain rempli de son, des grains et grenailles qu'ils donnaient autre fois

---

(1) On peut se convaincre de cette vérité par les enfans élévés à la *téterole*. Quand les vaches vont au sortir de l'hiver pour la première fois aux champs, le lait qu'on leur tire cause aux nourissons des coliques violentes qui les excitent à crier et les privent de sommeil. Ce malaise dure plusieurs jours. Les enfans subissent les mêmes effets quant les vaches quittent l'herbe des prairies naturelles pour celle des prairies artificielles.

à leurs bestiaux; de quelques morceaux de viande ou de poisson salé ou de la chair et du laitage de leurs animaux malades, tous alimens qui augmentent et accélèrent la putréfaction d'un sang déjà appauvri par les sueurs, la fatigue et le chagrin.

Quantité de gens d'arts et de métiers, tels que les fabricans de vernis, de couleurs, d'huiles grasses et empyreumatiques, les vidangeurs, les doreurs, les plombiers, les mineurs, les corroyeurs, etc. sont aussi sujets à des maladies putrides dont il faudrait tacher de les préserver, soit par l'usage facile d'anti-putrides très agréables qui faciliteraient au moins la guérison de ces maladies, en les rendant moins dangereuses, soit en leur faisant trouver dans leurs travaux, par la liberté absolue de l'in-

dustrie, l'aisance et les ressources suf-
fisantes à tous leurs besoins (1). (2).

---

(1) *Voyez Chapitre IV. pour les autres
causes physiques.*

(2) La liberté absolue de l'industrie ne pro-
curera jamais ni *l'aisance* ni *les ressources suffi-
santes à tous les besoins* qu'éprouvent quantité
de gens d'arts et de métiers. Nous en avons aujourd'hui la preuve où la liberté absolue de l'industrie est pratiquée. Qu'à-t-elle produit? un
bien-être apparent, une aisance factice; beaucoup
de luxe et peu de fortune. Cela sera toujours avec
les concurrences trop faciles : chacun cherche
par des moyens extraordinaires à fixer le plus les
regards du consommateur; ce n'est plus qu'une
parade de charlatan, où tout le monde est trompé.
Qu'on compare la position des petits industriels
de notre époque avec celle des artisans d'avant
la révolution de 89, on verra de quel côté on
trouvera le plus d'aisance et de bien-être réels.

CHAPITRE VI.

*Causes morales des maladies conta-
gieuses.*

C'est la fréquence des épidémies et des
épizooties qui a nécessité tous les ouvrages nouveaux que nous avons sur
cette matière, tous nos nouveaux até-
liers de charité, tous nos modernes
établissemens vétérinaires; mais l'expérience n'en a jusqu'à présent que trop
prouvé l'insuffisance, pour ne pas dire
l'inutilité.

En effet, à quoi serviront ces conseils et ces établissemens tant qu'on laissera subsister les causes des misères humaines, tant qu'on refusera la liberté de la presse pour découvrir tous les abus et tous les moyens de réforme? tant qu'on persécutera ceux qui pourraient et voudraient répandre l'instruction si nécessaire contre les effets désastreux de l'ignorance, (1) tant qu'on maintiendra l'impôt indirect et les rigueurs

---

(1) Ne jouissons-nous pas de la liberté de la presse dans le sens que l'entend l'auteur de ces *Considérations* et pourtant nous sommes infestés plus que jamais d'épidémies. Ce n'est pas dans la liberté de la presse qu'il faut chercher un remède aux funestes maladies contagieuses. C'est dans les mœurs; c'est dans les faciles et francs rapports des hommes entre eux. Nous avons l'expérience de la liberté de la presse et nous pouvons dire que c'est de toutes les épidémies la plus cruelle.

5

publicaines; tant qu'on ménagera, qu'on protégera ceux qui augmentent sans cesse la misère publique.

On sait que c'est la campagne qui nourrit et repeuple les armées-tant de terre que de mer, la province, la ville et la cour; on sait qu'il n'y a nulle part des hommes sains, robustes et laborieux qu'autant qu'il y a

---

L'enseignement trop facilement répandu préviendrait il les épidémies? pas plus que la liberté de la presse. L'instruction si on ne la possède à un degré supérieur, aveugle celui qui l'a reçue; elle l'effémine, lui fait prendre sa position en dégoût, le rend paresseux et le conduit bientôt à la misère. Autant une instruction élevée est utile et profitable autant une instruction médiocre est perfide, nuisible et mauvaise conseillère.

Tout ce qui fomente les passions, ou enfante la misère est le véhicule des épidémies.

de l'aisance (1); on sait qu'où régnent
la pauvreté, la misère, régnent aussi

---

(1) L'aisance concourt au bien être matériel ;
elle aide et excite même l'émulation ; mais
elle ne rend pas pour cela le corps plus
sain et plus robuste. Il est prouvé au contraire
que les hommes les plus forts sont ceux
qui mènent une vie dure et laborieuse, nos
campagnes, en offrent un exemple. Arrêtons-
nous dans les ports, sur les quais ; parcour-
rons les halles, qu'y voyons-nous ? des hommes
aux formes athlétiques, d'une santé bonne,
et pourtant le plus grand nombre est bien
loin de jouir même d'une modeste aisance.
C'est dans le travail que nos forces s'augmentent, l'aisance est le commencement du
luxe, et le commencement de la mollesse.
Quand on a atteint cette condition on se donne
ce qu'on appelle ses *aises* ; c'est - à - dire
qu'on se fait suppléer dans les travaux pénibles.
Alors nos fibres se distendent, s'amollis-

les maladies, la défiance, la ruse, la
fourberie, la tristesse, et tous les vices
conseillés par le besoin, par la crainte

---

sent; viennent aussi les douceurs de la
table. Les mets les plus succulents ne sont
pas ceux qui rendent le plus robuste : ils excitent et développent les pléthores. Qui oserait
confier l'arc du Scythe à un de nos artisans
aisés. ? La vigueur, la constance et la lon-
gévité de l'Arabe nomade se retrouvent-elles
parmi ces mêmes artisans ?

Il y a un vice dans la société qui rendra
plus que jamais l'aisance nuisible au développement de la santé et des forces c'est l'am-
bition et l'orgueil qui des villes gagnent déjà
nos campagnes. Ce vice s'accroit en raison
du nombre d'écus qu'un homme a amassés;
comme autrefois la considération s'augmen-
tait en raison du nombre d'actions glori-
euses ou vertueuses qu'un citoyen avait faites.

et par l'exemple. On sait qu'où régnent
'ignorance et l'erreur, régnent aussi
toutes les fautes quelles produisent
en actions et omissions (1); on sait que

---

(1) Confondre l'ignorance avec l'erreur, lui
donner les mêmes résultats c'est se tromper.
L'ignorance emporte avec elle l'absence d'idées,
de connaissances. L'erreur suppose au contraire la connaissance d'un objet jugé et
appliqué faussement. L'ignorance peut régner
sur une contrée, un pays, car elle n'est souvent point partielle; si elle est générale,
il n'en résulte pas pour cela de fautes; les
actions qu'elle engendre, toutes bornées qu'elles
peuvent être, n'en sont pas moins consé-
quentes. L'ignorance cause la pauvreté, produit l'inertie mais ne traine point à sa
suite les révolutions.

L'erreur est presque toujours partielle.
Si elle était générale, elle ne saurait exister
5.

tout ce qui contribue à l'appauvris-
sement du cultivateur, contribue à
la dégénération et à la diminution
des matières premières dont il est
créateur (1); à la diminution de l'indus-

---

long temps. Conduisant à une voie péril-
leuse et sans issue elle cause les encombre-
mens, les surprises, les hésitations qui se
changent bientôt en irritation. Si l'erreur
continue, les notions exactes sont boulver-
sées, les actions n'ont plus de guides, les
passions de freins, les intérêts se froissent,
se heurtent, c'est alors que le volcan s'al-
lume, que la lave se répand, brûle, détruit
et renverse tout ce qui s'oppose à son passage.

(1) Le laboureur ne crée point les matières, il
aide à leur développement, il les seconde. La puis-
sance créatrice n'appartient qu'à Dieu seul; le
perfectionnement, la modification des matières
premières sont dévolues à l'homme, c'est pour

trie et du commerce qu'il alimente;
à la dégénération de l'espèce humaine.

---

cela que Dieu lui a donné une âme intelligente
et qu'il l'a placé au dessus de toute chose: *et re-*
plete terram, et subjicite eam, et domina-
mini universis animalibus, quæ inoventur super
terram (*)

Le laboureur crée-t-il la laine, le blé, le raisin ? Non, mais il modifie cette laine en drap ;
ce blé en pain; ce raisin en liqueur. Ce n'est donc
que sur les matières premières que le laboureur
comme le mécanicien opère et c'est donc à
Dieu seul qu'on en doit rapporter la création :
et agit : germinet terra herbam virentem et fa-
cientem semen juxta genus suum, lignumque
faciens fructum, et habens unumquodque se-
mentem secundum speciem suam. (**)

(*) *Gèn.* eap. primum 28.

(**) *ibid. ibid.* 11.

au physique et au moral, à la dégénération des animaux domestiques si nécessaires à la culture, à la fertilité de
la terre, à tous les travaux agricoles et
à nos premiers besoins; on sait que
tout ce qui contribue à augmenter la
pauvreté, contribue à la multiplication
des délits, et des crimes à la perpétuité
de l'injustice atroce des punitions, (1) et

---

(1) Les punitions ne sauraient être injustes:
elles sont nécessaires, utiles, bienfaisantes. Sans
la crainte des punitions les membres de la société
agiraient individuellement, en rapportant tout à
eux-mêmes : ce serait alors le triomphe du plus
fort. Malgré la vigueur des lois, malgré les ré-
pressions, *chacun*, comme le dit Beccaria, *vou-*
drait, s'il était possible n'être pas lié lui-même
par les conventions qui obligent les autres hommes.
avec ce penchant naturel à l'homme on comprend
que s'il n'y avait pas la crainte d'un châtiment il

qu'enfin c'est préparer la dissolution des sociétés, et la destruction des empires;

---

n'y aurait pas de société possible. Les punitions sont fâcheuses, injustes, quant elles sont mal reparties, qu'elles ne suivent pas la progression des crimes : punir de mort le meurtrier et le citoyen oisif ainsi que l'ordonnait le code de Dracon, c'est une rigueur excessive, affreuse et même injuste. Punir des galères celui qui tue un faisan et celui qui attente aux mœurs ou commet un vol avec effraction, c'est de l'aveuglement, de l'injustice. Il faut en toute chose de l'harmonie et principalement dans les peines. Si le châtiment n'était point en rapport avec le crime ou le délit, qu'il fut arbitraire comme les exemples que nous venons de citer, ce serait alors engager le malfaiteur à accomplir le crime le plus élevé, le plus atroce puisqu'il n'en résulterait rien de plus terrible que pour une faute légère. Peut-on adresser ce reproche aux nations de l'Europe et aux états de l'union Américaine ? Non; les peines dans ces

on sait tout cela et l'on perpétue l'ignorance et l'erreur du peuple; on soutient

---

contrées suivent autant que possible la gradation
des délits et des crimes, et pourtant de cruelles
épidémies les ravagent. L'abolition des punitions
ne préviendrait point les contagions. Leurs germes sont dans le luxe, dans la corruption des
mœurs, dans le mépris des choses sacrées; dans
la prétention de chaque individu de sortir de sa
position naturelle pour courir après une condition
qu'il ne possédera souvent jamais, et cette incons-
tance, et ce dédain de l'état de ses pères le conduit
plus vite et plus surement à la misère qu'au bonheur. C'est dans ces idées et dans ces désirs chimé-
riques, plutôt que dans la perpétuité des peines,
qu'on doit voir les causes des maladies qui af-
fligent l'humanité.

Du jour où l'on n'ambitionnera plus la position
de son voisin, les esprits se calmeront, les passions s'éteindront, les rivalités disparaîtront, la

encore qu'il est utile de le tromper, et qu'il ne peut être gouverné que par le mensonge, comme s'il était par sa nature incapable de connaître et de pratiquer les moyens de se rendre heureux (1); comme si la nature l'avait

---

tranquillité et la paix régneront et l'on sait qu'une vie calme est exempté de bien des maux : les maladies inflammatoires si dangereuses deviendront plus rares et par conséquent les épidémies.

(1) C'est une haute question que celle de savoir si on doit tromper le peuple. En politique tous les moyens sont bons, et c'est le cas d'appliquer ici cet aphorisme que *la fin justifie les moyens*.

Il peut être souvent utile de tromper le peuple, si on ne veut voir un projet échouer. La politique, bien qu'elle soit une science, et des plus

réellement voué au malheur qui cependant est l'effet des désordres des gouvernemens. On l'écrase de plus en plus

---

difficiles, a l'heureux ou le malheureux privilège d'être jugée par tout le monde, depuis le cerveau le plus étroit jusqu'au génie le plus élevé : c'est la maladie du jour. On conçoit qu'avec une telle manie, il ne serait pas toujours avantageux à un gouvernement de jouer carte sur table. Les ignorans qui se piquent de politique peuvent bien s'opposer à ce qu'on leur dit quoi qu'il ne le comprennent pas, mais ils ne le sauraient faire pour ce qui est caché, n'ayant pas assez d'esprit pour le deviner. Du reste cette pensée n'est pas neuve elle n'est pas même du moyen-âge, puisque PLATON, SOLON, MONTAIGNE, dict tout détroussement, en sa république, « que, pour le profit des hommes, il » est souvent besoin de les piper. »

ESSAIS DE MICHEL DE MONTAIGNE: Liv. 2. Chap. XII Apologie de Raimond Sebond. pag. 155.

sous le poids de l'impôt. Et on sait que l'impôt sur les personnes, sur l'industrie, sur les consommations est le principal fléau des sociétés ; qu'il est nécessairement suivi de toutes les exactions et vexations possibles, et pourtant on le conserve, on le préfère. On sait que c'est l'impôt sur le vrai produit de la terre qui seul soit juste, parce qu'il n'y a que la terre qui produise, qui créée, qui donne naissance à des choses qui ne subsistaient point, et aux quelles les hommes ne font que donner de nouvelles formes, on rejette cet impôt. Cependant, disait M. l'évêque de Lescars à ses diocésains en 1776, à l'occasion de la mortalité des bestiaux. « Cependant je vois vos » champs languir sans fruits et sans » culture ! Je vois le laboureur regret- » tant les animaux qui partageaint son

6

» travail, perdre tout espoir de nou-
» velles moissons ! La disette, la fa-
» mine, l'émigration, toutes les mala-
» dies naître, la contagion qui comme
» un vaste incendie a parcouru nos
» plaines et ravagé nos côteaux. Elle
» frappe le riche dans ses richesses,
» source de ses vices et de ses erreurs.
» Si ce riche pouvait être heureux au
» milieu des malheurs qui l'environ-
» nent ; s'il pouvait se nourrir de son
» or, sans le consommer, ou le tirer
» d'ailleurs que des fruits de la terre,
» tranquille au sein de l'opulence,
« insensible aux larmes du pauvre, il
» pourrait contempler tranquillement
» les ravages de la calamité publique ;
» mais si tous les fruits qui servent à
» la substance de l'homme, si les ma-
» tières premières de toutes ses jouis-
» sances ne naissent et ne se re-

» produisent que par son travail,
» qu'il craigne ce riche superbe, que
» le pauvre quittant sa chaumière et
» sa charrue, ne payant plus ni l'im-
» pôt, ni les redevances de son champ,
» ni la dixme de ses sueurs, il ne
» retombe à sa charge ou par la men-
» dicité ou par ses rapines! Qu'il
» craigne que ne trouvant plus pour
» de l'or que des bras affaiblis par
» la misère et devenus rares, il ne
» languisse d'abord dans une abon-
» dance stérile, sans pouvoir échanger
» ni vendre son superflu, et bientôt
» dans la disette au milieu de ses
» champs sans récoltes et sans cul-
» ture! »

O riches! ô souverains de la terre!
C'est à vous que s'adresse la leçon
pastorale du respectable prélat que je

viens de vous faire entendre. Répon-
dez, que ferez-vous de cet or qui
vous semble être le moyen essentiel du bonheur, lorsqu'il n'y aura
plus d'hommes ni de travaux produc-
tifs? Que ferez-vous lorsque vos voisins témoins de votre faiblesse vien-
dront s'emparer de vos provinces sté-
riles ? Vous éprouverez alors qu'un
état n'est bien défendu que lorsque le
soldat, le citoyen, le cultivateur heureux défend sa femme, ses enfans, ses
moissons, ses troupeaux; parcequ'on
ne fait bien que ce qu'on a intérêt de
bien faire.

Quelle différence de nos armées
avec celles des anciens Romains ! alors
on faisait tout pour préserver les
hommes de la maladie; à présent,
non seulement on ne fait rien pour

la prévenir, mais on fait tout, pour la rendre incurable, et c'est l'effet nécessaire de la mauvaise nourriture des troupes, de leur entassement sous des tentes et dans les hôpitaux pendant la guerre et dans les casernes en temps de paix.

L'histoire militaire de france prouve presque à chaque page que la paix est plus ruineuse en soldats que la guerre, et que les épidémies en tuent plus que le fer et le feu. En effet les armées meurent pour ainsi dire en corps, surtout lorsqu'elles changent de climat et dans les années de grandes sécheresses, et lorsque ces épidémies ont lieu on augmente la contagion par les hôpitaux qui sont de véritables cimetières, on fait des frais immenses qui sont perdus avec les hommes

6.

pour les quels on les fait.

Combien aussi ces maladies n'occasionnent-elles pas de désertions ! Et comment peut-on se plaire dans un état d'infirmités ? le milicien est trop faible pour soutenir la fatigue d'une première campagne, on l'affaiblit encore par la mauvaise nourriture, et il voit que le lit de l'hôpital n'est pour lui qu'un lit de mort.

Si l'on fait attention combien, dans les temps d'épidémie il est impossible de donner des secours suffisans aux armées, aux colonies, aux provinces, aux campagnes désolées par ce fléau. Si l'on fait attention à la dépense immense et presque inutile qu'occasionnent les secours en ces circonstances; si l'on met en comparaison le peu de dépense que nécessiteraient les moyens préservatifs, et l'utilité de cette dépense pour éviter tous les inconvéniens des moyens curatifs, ou du moins pour en faciliter le succès, comment pourra-t-on se réfuser d'essayer au moins avec intelligence et constance pendant quelques années ces moyens préservatifs ?

Qu'on jette encore un coup d'œil sur les suites désastreuses d'une épidémie dans un village. Perte de temps, de travaux, de salaires et de bénéfices. Emploi perdu pour la réproduction des avances productives à la guérison, si la guérison a lieu; et en cas de mort, perte des avances, des hommes et de la reproduction, stérilité du village, mendicité des femmes et des enfans qui survivent. Contrebandiers, braconiers, filous, voleurs; ensuite potence, roue, galères (1). Or, dans ce cas, la loi ne semble-t-elle pas dire à l'orphelin « l'état ne peut ni te » nourrir, ni t'employer, tu mourras » de faim ou tu seras perdu » et il faut observer que les maladies putrides sont plus communes dans les saisons de récolte; qu'alors elles occasionnent des pestes dont les peines se continuent jusqu'à la récolte suivante si elles ne l'empêchent pas, et que ces peines se propagent aux voisins qui perdent ainsi des moyens de consommation et d'échange de leur superflu.

____

(1) Le nom de ces instruments de supplice, porte la date de cet opuscule au de là de la révolution de 89.

Nous ne cesserons de le dire, les hommes se préserveront et préserveront les animaux de la contagion lorsqu'ils seront parfaitement instruits de leurs droits et de leurs devoirs naturels et réciproques, et lorsqu'ils seront parfaitement libres de s'en occuper (1); lors qu'enfin la propriété

---

(1) Parce qu'un homme connaîtra ses droits et ses *devoirs naturels* il se garantira de la contagion? Quel est le membre d'une société politique qui ne connait pas ses droits? il n'y en a pas et il ne peut pas y en avoir; c'est un axiôme reconnu de toutes les sociétés qu'on ne peut arguer *ignorance de lois*, les lois réglant et accordant les droits il est donc vrai de dire qu'on ne peut pas méconnaître ses droits.

En donnant aux lois le pouvoir de régler et d'accorder *les droits*, il n'y a rien d'ex-

personnelle, mobiliaire et foncière sera
respectée. Mais tant que les lois fis-

---

agéré dans cette proposition. L'homme en
abandonnant l'état de nature pour entrer en
société, se dépouille de sa volonté personnelle, de son libre-arbitre pour recevoir
des conditions, des droits qu'il ne doit point
transgresser, autrement il y a péril pour lui.

La vie ainsi réglée, peut-elle conserver
des devoirs naturels sans causer de pertur-
bation? Ce sont deux principes opposés,
deux parties hétérogènes qu'on ne peut con-
cilier ni mélanger. Le vaincu incorporé à la
nation du vainqueur ne donne pas ses
lois mais en reçoit, sans cela il y aurait
toujours choc; il doit être soumis entièrement, il faudrait que de suite, s'il était pos-
ible il oublie qu'il a eu sa nation, qu'il ne
se ressouvienne même plus de la veille. Si l'on
parle à l'homme en société de l'état de nature, si on lui concède des devoirs natu-

cales, les prohibitions, les priviléges exclusifs et l'impôt indirect multiplieront les entraves de l'agriculture, du commerce et de l'industrie, on ne fera que prouver de plus en plus la vérité de cet axiôme d'un prélat très instruit (1) qui le premier a dit; que *les lois et les édits font les riches et les pauvres, les vertus*

---

rels, on lui brouille les idées, on le fait membre de deux états. A la moindre des contrariétés, et elles sont fréquentes dans les gouvernements, il réfléchit sur sa soumission, il la compare à la liberté, et à l'individualité de l'homme en état de nature. Il faut éviter de placer l'homme dans deux cercles de mouvements opposés; c'est assez d'un seul.

(1) Oraison funèbre de l'impératrice-reine par M. l'évêque de Blois.

et les crimes. Et l'on en conclüera que la plus grande partie des crimes et des maux qui désolent l'humanité sont l'ouvrage des gouvernemens; et que par conséquent leurs codes criminels sont le dernier excès de l'iniquité et de l'atrocité puisqu'il protégent les vrais coupables et qu'ils ne punissent que les victimes de la séduction, du mauvais exemple, de l'ignorance, de l'erreur et du besoin.

Animés d'autant de zéle pour le bien, quel spectacle consolant pour nous de voir combien la nature fait d'efforts pour la conservation des êtres !

Jusques dans les siècles les plus reculés on voit l'homme s'occupant sans cesse à dégrader son habitation, et repousser la vérité qui veut l'instruire et le détromper; et l'on voit toujours cette vérité, toujours ces lois de la nature seule force invincible vaincre toutes les résistances, percer les ténèbres continuellement renouvellés par l'erreur et l'imposture, pour paraître enfin parmi nous plus brillantes que jamais par son évidence et sa simplicité.

O rois de la terre! vous ne pouvez être heureux que du bonheur public. Vos empires ne peuvent subsister que par la perpétuité de ce bonheur. Pourquoi ne vous occupe-t-on que de vos jouissances momentanées? Pourquoi vous laisse-t-on ignorer qu'une grande partie de vos territoires sont déjà couverts de ronces et de marais infects; que ces déserts s'agrandissent chaque jour et

7

que le reste est presque couvert de malheureux qui ne présentent que le tableau de l'humanité souffrante dégénérée, et de publicains engraissés des dépouilles de ces malheureux.

O vous qui gouvernez le peuple le plus aimant ! que ne vous assurez-vous, par vous même des tristes vérités que nous arrache notre amour pour vous et pour nos frères ! parcourez secrètement vos campagnes ; en y portant cette douceur, cette bienfaisance peinte dans tous vos traits : ne craignez point les effets du mécontement ; vous verrez couler des larmes de chagrin, mais votre sensibilité les changera bientôt en larmes de consolation, d'espoir et de reconnaissance. Alors sentant vivement combien il est essentiel pour le maintien de votre empire que vos enfans soient parfaitement instruits des vrais principes de l'art de régner, c'est-à-dire de rendre les hommes heureux, vous choisirez pour présider à leur éducation non pas un bel esprit, mais un homme qui réunirait à un génie éclairé, l'ame la plus honnête et la plus sensible, et un homme enfin le plus instruit *de l'ordre naturel et essentiel des sociétés politiques.* (1) d'après vos courtisans, alors bien loin de nous regarder, comme des hommes mélancoliques, tristes, inquiets, rêveurs et dangereux, vous nous rendrez justice, et vous nous encouragerez à suivre notre inclination pour le

---

(1) Par M. MERCIER DE LA RIVIÈRE ancien intendant de la Martinique conseiller honoraire au parlement de Paris.

bien en concourant avec vous par l'instruction à ce retablissement de la félicité publique : et nous osons vous assurer que dés ce moment commencera pour vous un règne délicieux dont la prospérité augmentera toujours et qu'aucune révolution humaine ne pourra diminuer ni suspendre.

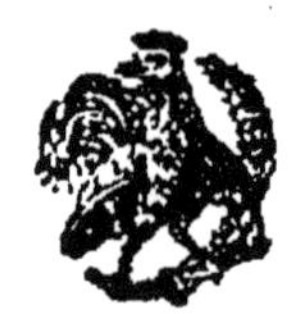

CHAPITRE VII.

***

*Moyens préservatifs et curatifs de
la contagion.*

C'est à tort qu'on met les disettes, les épidémies et les épizooties au nombre des accidens qu'on ne peut prévoir et que la vigilance ne peut pas garantir. Ces maux ne sont pas les effets inévitables d'un dérange- ment dans la nature; ils sont tou-

7.

jours la suite des fautes des gouvernements, ainsi que tout délit public et particulier.

Dans un royaume composé de plusieurs provinces de température différente, l'intempérie des saisons ne fait jamais manquer à la fois les récoltes dans toutes ces provinces, et moins encore les états voisins seront ils également affligés d'une sterilité générale.

Les disettes doivent leur origine à une culture négligée, au monopole, au défaut de liberté dans le commerce des denrées, et par conséquent à des attentats de la part du gouvernement contre les lois naturelles fondées sur nos rapports avec les êtres qui nous environnent. Les transgressions de ces lois causent aussi les maladies contagieuses.

Des marais empestés, des eaux croupissantes, des habitations mal construites, mal situées, une nourriture mal saine, la mal propreté, la tristesse, la misère, tous ces fruits de la pauvreté, produits par les ravages de l'impôt indirect, par les rigueurs publicaines, par l'ignorance et par l'erreur, sont autant de poisons qui abrègent la vie du peuple, qui font dégénérer lentement l'espèce humaine, ou qui la détruisent rapidement dans les temps de contagion.

Ainsi que les gouvernemens qui voient le peu de succès des expériences multipliées des plus habiles médecins et des différens remèdes qu'ils emploient pour guérir les maladies contagieuses, n'epargnent ni soins ni dépenses pour établir, perfectionner et perpétuer l'usage des meilleurs préservatifs de ces contagions, et surtout pour en détruire les causes morales.

Quelle prodigieuse économie ce serait d'hommes, de travaux et de richesses ! Quel bien ce serait pour l'humanité entière ! Si l'on ne peut empêcher les intempéries des saisons que vraisemblablement on saura prévoir un jour, qu'on essaye au moins d'en prévenir, d'en affaiblir les effets contagieux en corrigeant les vices qu'elles introduisent dans les corps, les alimens et les boissons, par l'usage journalier d'acides agréables au goût et à l'odorat, communs, faciles à composer, à conserver et à transporter par terre et par mer. Si l'on s'habituait à cet usage, au moins en prénant le mal on prendrait le remède. Quelle précieuse ressource serait cet acide pour les campagnes dont les travaux sont si fatiguans et où les secours sont si rares et si difficiles !

L'expérience, jointe au goût naturel des hommes et des animaux pour les végétaux acides prouve l'utilité de ces substances soit pour préserver des maladies putrides, soit pour les guérir, et la raison confirme ce principe.

On lit dans les observations de M. le marquis de Courtivron insérées dans les mémoires de l'académies des sciences en 1745 ; que les animaux alors attaqués des maladies putrides ayant été abandonnés aux soins de la nature, témoignaient un goût décidé pour les herbes et les fruits acides et acerbes, telles que l'oseille sauvage et cultivée, les pommes sauvages etc. et les médecins les plus instruits prescrivent la diète végétale acide, et proscrivent les acides minéraux dans tous les cas où les humeurs tendent à la putridité et à une prochaine dissolution gangréneuse.

Depuis quelques années on cherche à préserver les gens de mer du scorbut, de la putridité, et l'on emploie à cet effet le sel et les confitures d'oseille; le sirop de vinaigre, l'acide vitriolique, le rob d'orange, de citron, de sureau, la drèche, le raisiné, l'extrait de génièvre, le breuvage de Colbert etc. Mais la plus part de ces acides sont sujets à se corrompre; quelques uns, comme le vinaigre, sont désagréables au goût et à l'odorat, d'autres comme les acides minéraux sont dangereux, et tous enfin sont imparfaits et insuffisans puisque les maladies putrides font toujours les mêmes ravages, comme on l'a vu dans la Brétagne depuis la guerre actuelle, et qu'elles sont toujours aussi fréquentes et aussi difficiles à guérir.

Si vos vaisseaux, vos hôpitaux, vos écuries sont inféctés par la contagion, consultez la nature; c'est en l'étudiant et en l'imitant qu'on fait le bien, qu'on évite le mal, qu'on s'en préserve et qu'on s'en délivre. La nature enseigne les moyens de se garantir de la contagion et de s'en délivrer ; elle emploie toujours à ces effets le feu, l'eau et l'acide qu'elle répand abondamment par-tout. C'est par le tonnerre, c'est en mettant en feu les exhalaisons sulphureuses et bitumineuses de la terre quelle les détruit : c'est par de grandes pluies quelle lave et purifie l'atmos-phère ; quelle féconde et purifie la terre ; enfin c'est en combinant ensemble les acides et les alcalis aériens et terrestres quelle les neu-tralise l'un par l'autre et les rend propres à la végétation.

L'eau est le principal agent que la nature emploie, parceque c'est le principal dissolvant de tous les corps qui n'ont pas besoin du feu pour être décomposés.

Ainsi en combinant ensemble le feu et l'eau on produira des effets plus actifs; ainsi l'eau bouillante fortement aiguisée d'acides sera le principal dissolvant à employer dans tous les cas où l'on voudra purifier les lieux et les choses infectées ; et ce qui ne peut être purifié par le lavage, ni se conserver sans risque, doit être brûlé.

Que les fermes qui n'ont point d'eau courante ayant un puits profond pour abreuver leurs bestiaux. Qu'on ait la précaution de ne leur faire boire cette eau qu'une demi-heure après qu'elle a été tirée, et bien battue, aiguisée de petit lait ou de verjus, et blanchie avec quelques poignées de farine de seigle.

Qu'on tienne toujours propres les étables, les écuries, les fourrages et les animaux; qu'on tienne les animaux à l'air libre pendant la belle saison et dans des parcs abrités avec des hangards à la hollandaise pendant l'hiver.

Qu'on abandonne les prairies naturelles et qu'on préfère les artificielles, les luzernes, les sainfoins, les trèfles; *l'avoine, l'orge, le sarrasin, le blé de turquie coupés en verd lorsque la substance du grain est répandue en lait dans toute la tige,* les choux, les navets, les carottes, les panais, les gesses et les vesces, la pomme de terre, la laitue, l'oseille, la chicorée, les petites et grosses fèves etc.

Enfin lorsque vos animaux seront attaqués de maladies contagieuses, voici les remèdes qui m'ont paru les meilleurs par leur simplicité et facilité, toujours persuadé que ce qui est rare et dificile n'est point nécessaire.

Remède pour les maladies putrides des bœufs et vaches.

Séparez les bêtes saines des bêtes malades en les mettant dans une autre écurie propre, où l'air circule librement et où les urines ne séjournent point.

Faites prendre tous les jours à chaque malade une pinte de bon vin dans la quelle sera fondue une once de salpêtre.

Donnez leur pour boisson de l'eau fortement blanchie avec de la farine de seigle et aiguisée avec du petit lait ou du verjus.

Ne donnez aux animaux qui marqueraient quelque envie de manger, que des herbes très propres, très fraiches, très salubres et très connues, telles que les choux, laitue, oseille, chicorée, pimprenelle, serfeuil etc.

Faites avaler tous les jours à chaque malade la décoction d'une livre d'écorce d'ormes ou de frêne, de chéne ou d'érable, en laissant dans cette eau la partie la plus fine de la poudre; on en trouve chez les tanneurs.

Jettez tous les jours sur chaque malade plusieurs sceaux d'eau fraiche et le bien frotter avec un bouchon de paille.

Passez un seton mobile au fanon de chacun.

Bien nettoyer le plancher, le plafond, les murs, auges, crèche, ratéliers, cordes et ustensiles des animaux malades avec une lessive forte et très chaude, de cendres de bois neuf, aiguisée de vinaigre.

Parfumez encore l'étable ou écurie

en y faisant brûler chaque soir une quantité suffisante de fort vinaigre et tenir alors l'écurie fermée pour y conserver le parfum.

Enfin n'étudiez plus les causes de ces maladies sur des bêtes mortes, mais sur des bêtes malades et vivantes qu'on ouvrira au premier signe et aux différens périodes de la maladie. Seules études instructives lorsqu'elles sont faites par des gens de l'art instruits et incapables de préjugés, de partialité, voulant connaître la vérité, être utiles et rien de plus.

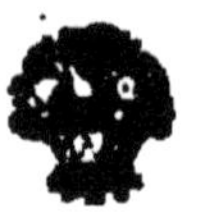

RÉSUMÉ et CONCLUSION.

La Hongrie et la Hollande sont les principaux foyers des épizooties qui occasionnent beaucoup d'épidémies.

Les autres causes physiques des maladies contagieuses sont les grandes pluies et les grandes sécheresses, l'inoculation, la mauvaise nourriture du cultivateur, du soldat, du peuple et des animaux domestiques, leur malpropreté, leurs habitations malsaines.

Les causes morales sont l'ignorance, l'erreur, le mauvais exemple; la pauvreté, la misère occasionnées

par les effets ruineux de l'impôt indirect, par les exactions et vexations publicaines qui y sont attachées
nécessairement, par les prohibitions
et les privilèges exclusifs.

Les moyens préservatifs et curatifs
sont la liberté de la presse pour
faciliter et accélerer l'instruction publique ; la suppression de toutes les
entraves de l'agriculture, du commerce et de l'industrie, l'établissemens de l'impôt direct. L'usage des
acides, La cessation de l'inoculation, la cessation du commerce avec
la Hongrie, la Hollande et les États
du nord, en bœufs, cuirs et laine.

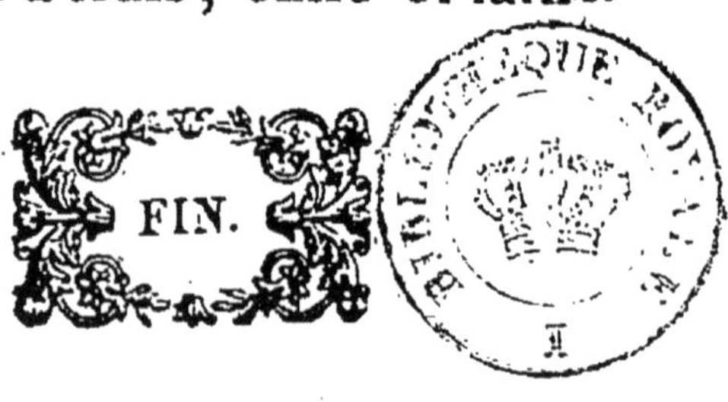